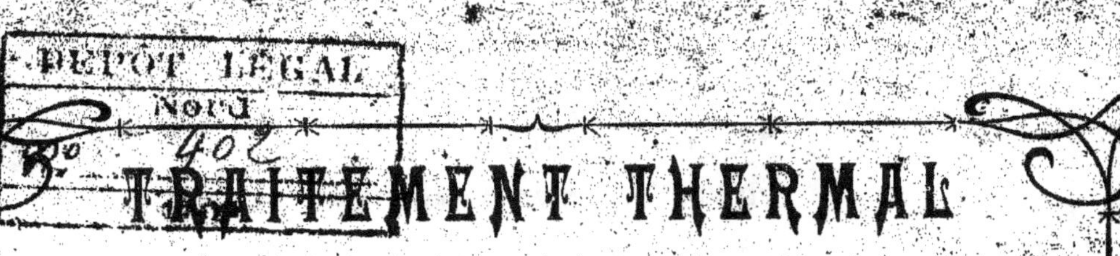

TRAITEMENT THERMAL

DE

L'ATAXIE LOCOMOTRICE

AUX

BOUES MINÉRALES

PAR

H. THIROUX

Docteur en Médecine de la Faculté de Paris
Licencié ès-Sciences
Ancien Élève de l'École des Hautes-Études
et de la Faculté des Sciences de Paris
Membre de la Société d'Hydrologie Médicale de Paris
Médecin-Inspecteur de l'Établissement Départemental
des Eaux & Boues Sulfureuses de Saint-Amând (Nord).

COMMUNICATION FAITE AU CONGRÈS INTERNATIONAL

D'HYDROLOGIE, DE CLIMATOLOGIE & DE GÉOLOGIE

DE CLERMONT-FERRAND

(OCTOBRE 1896)

IMPRIMERIE E. GOUY-DRUON
5, RUE THIERS, SAINT-AMAND.

TABLEAU DES MALADIES

TRAITÉES AVEC SUCCÈS

À L'ÉTABLISSEMENT THERMAL de St-Amand (Nord).

« Par leurs propriétés stimulantes et révulsives, toniques et astringentes, fondantes et résolutives, s'expliquant par leur double action physiologique générale et locale, les Boues représentent la médication thermale par excellence de la stimulation générale de l'organisme et des résolutions locales ; elles peuvent, à ce double titre, être rangées au premier rang des médications hydrominérales modificatrices. »

Dʳ H. THIROUX.

A. — TRAITEMENT THERMAL COMBINÉ, Balnéothérapie par les Eaux et Boues végéto-minérales sulfureuses et ferrugineuses chaudes. — Hydrothérapie. — Massage et Douche-Massage d'Aix et de Vichy. — Eau en boisson.

Maladies Générales et de la Nutrition

Gouttes. — Rhumatisme articulaire subaigü à répétitions saisonnières. — Rhumatisme chronique. — Polyarthrite déformante progressive (Pseudo-rhumatisme noueux). — Nodosités d'Héberden. — Congélation du pied et engelures à répétition des extrémités des membres. — Congestion du foie et lithiase biliaire. — Gravelle urique.

Maladies des Articulations

Lésions traumatiques des Articulations. — Contusion, Entorse, Luxation.

Arthrites infectieuses, non suppurées. — Arthrite syphilitique. Arthrite blennorrhagique (rhumatisme blennorrhagique). Arthrites consécutives aux fièvres (typhoïde, scarlatine, coxalgie, etc.).

Maladies des os

Lésions traumatiques des os. — Contusions et fractures. — Hyperostoses de natures diverses : cals difformes et douloureux des fractures, syphilis tertiaire, périostite, rachitisme. — Ostéomalacie.

Maladies des Muscles et des Tendons

Myosites et synovites tendineuses chroniques d'origine traumatique ou infectieuse. — Douleurs musculaires rhumatismales. — Atrophies musculaires d'origine nerveuse, articulaire ou infectieuse. — Ruptures musculaires. — Rétractions musculaires et tendineuses.

Maladies des Vaisseaux

Phlébites. — Varices et leurs complications. — Lymphangite chronique.

Maladies des Nerfs et du Système Nerveux

Maladies de la moelle. — Myélites diverses. — Ataxie locomotrice progressive (Douleurs fulgurantes et incoordination motrice). Paralysie infantile.

(Voir suite, 3ᵐᵉ page de la couverture.)

COMMUNICATION
FAITE AU CONGRÈS INTERNATIONAL
d'Hydrologie, de Climatologie et de Géologie
DE CLERMONT-FERRAND
(OCTOBRE 1896)

PAR

LE DR H. THIROUX
de Saint-Amand-les-Eaux.

TRAITEMENT THERMAL
DE L'ATAXIE LOCOMOTRICE
PAR LES BOUES MINÉRALES

Depuis quelques années, j'ai observé tout particulièrement l'action de la médication thermale « Boues minérales » dans le traitement de certaines affections médullaires et spécialement dans la cure de l'*ataxie locomotrice progressive.*

Les résultats réellement encourageants obtenus me font un devoir de publier sans autres commentaires, les sept observations suivantes recueillies successivement en 1894, avec la collaboration du docteur C. Leblanc, alors interne des hôpitaux de Paris, stagiaire aux Eaux minérales (Prix Gerdy), délégué par l'Académie de Médecine.

OBSERVATION I

M. L. de T.... 48 ans.

Antécédents héréditaires. — (A. H.) — Nuls.

Antécédents personnels. — (A. P.) — Il est impossible de déceler des tracés personnelles de syphilis. La femme du malade est accouchée il y a cinq ans, d'un enfant mort-né.

Début de l'affection. — Il y a 15 mois par douleurs fulgurantes.— Troubles de la marche un mois après.— Impotence complète depuis 5 mois.

Actuellement. Marche impossible. — Incoordination motrice très accentuée. — Signes classiques du tabès ; de Romberg, de Westphal d'A. Robertson.

Les douleurs fulgurantes qui ont marqué le début de l'affection persistent, quoique légèrement atténuées. Elles sont un véritable tourment pour le malade.

Ataxie vésicale complète : incontinence, émission d'urine après miction volontaire, cystalgie, etc.

Traitement minéro-thermal

Bains de boue tempérés, durée une heure ; on augmentera progressivement cette durée de façon que le 10ᵉ bain soit de 3 heures.

A la sortie lavage à l'eau tiède puis :

Douche froide, en jet brisé, générale, durée 30 secondes, terminer par jet plein sur le trajet de la moëlle durée 15 secondes.

RÉSULTAT :

3ᵉ BAIN. — **Douleurs fulgurantes totalement disparues.** — Pas d'amélioration dans la marche.

21ᵉ BAIN. — Les douleurs fulgurantes ne sont pas reparues; quelques fourmillements, rares d'ailleurs, persistent aux membres inférieurs.

La marche est possible avec deux bâtons et sans soutien.

Les bras ont recouvré également plus de coordination L'ataxie vésicale est atténuée.

OBSERVATION II

M. L..., de L..., 32 ans.

A. H. — Nuls.

A. P. — Nuls.

Début de l'affection. — Date de 2 ans.

Début par douleurs fulgurantes actuellement disparues en totalité.

Tous les signes ordinaires de l'ataxie locomotrice, sauf celui d'A. Robertson.

Marche possible sans appui.

Traitement minéro-thermal

1ᵒ Douche chaude, 40ᵒ générale, brisée, durée une minute.

2ᵒ Bain de boue quotidien d'une heure, arrivant progressivement le dixième jour à une durée de 4 heures.

3ᵒ Douche froide, jet brisé, générale, durée : 15 secondes.

4° Le soir : Douche écossaise, 4 interruptions.

5° Du 10ᵉ au 20ᵉ jour il a été fait des pointes de feu très fines suivant le trajet des nerfs cutanés.

RÉSULTAT :

> Exéat après le 21ᵉ bain.
> Aucune amélioration.
> Fatigue générale.
> Rétention légère d'urine.

OBSERVATION III

M. D..., de P..., 44 ans.

A. H. — Nuls.

A. P. — Nuls.

Début. — Douleurs fulgurantes depuis 15 ans, disparues depuis 6 mois.— L'an dernier troubles respiratoires et laryngès. — Ataxie vésicale.

Il y a deux mois, les troubles de la marche sont apparus.

Actuellement. — Signes de Romberg et de Westphal. — Anesthésie cutanée de la jambe droite.

TRAITEMENTS ANTÉRIEURS. — Massage, électrisation, injection de sérum artificiel, pointes de feu.— Depuis deux mois, injections séquardiennes.

Traitement à St-Amand : Bains de boue de une heure et demie à la température de 37° ; on arrivera progressivement le 12ᵉ jour à la durée de quatre heures. Après le bain, douche froide en jet brisé, générale, 30 secondes, terminer par jet plein sur colonne vertébrale pendant 10 secondes. A l'intérieur : 4 verres d'eau de la source de l'Évêque d'Arras dans les 24 heures.

RÉSULTAT. — **Amélioration très notable. — Le malade peut se tenir debout :** il peut retirer ses vêtements sans recourir à aucun aide ; **il marche sans appui** et sans regarder les pieds, toutes choses qui avant le traitement lui étaient impossibles.

La sensibilité est complètement reparue dans la jambe droite ; l'anesthésie plantaire est très diminuée. Mictions abondantes et beaucoup plus faciles.

OBSERVATION IV

M. D..., de P..., 32 ans.

A. H. — Nuls.

A. P. — Nuls.

Début.— Il y a trois ans par rétention d'urine, en plus dans les membres inférieurs, le malade éprouve des contractions qui s'accroissent progressivement, rendant la course à pied impossible. Depuis un an, troubles de la marche au pas conduisant à l'impotence absolue. Des injections séquardiennes permettent au bout de 3 mois une marche difficile.

Actuellement — Démarche incoordonnée classique Signes de Romberg et de Westphal. — Douleurs fulgurantes et en ceinture. — Amblyopie ; *Satyriasis*.

Traitement minéro-thermal semblable au précédent.

RÉSULTAT.— **Au 12ᵉ bain disparition presque totale des douleurs fulgurantes**.

Exéat après le 21ᵉ bain : la marche est considérablement améliorée.

Disparition du signe de Romberg.
État général satisfaisant.

OBSERVATION V

M. X .., de Sᵗ-A..., 37 ans.
A. H. — Nuls.
A. P. — Syphilis à 22 ans. Traitement par le mercure ; mais insuffisamment prolongé.
Début. — Douleurs fulgurantes depuis 2 ans 1/2.

Un accès de rétention d'urine marque le début des premiers accidents moteurs. Ceux-ci amènent l'impotence absolue pendant trois mois. Puis la marche redevient possible mais incertaine. Les douleurs persistent.

Première saison à St-Amand en 1893.— *Amélioration*, mais le malade qui est ouvrier, ne peut reprendre son métier.

État actuel.— Tous les signes classiques du tabes, sauf celui de Remach.

Traitement hydro-minéral analogue aux précédents.

On fait précéder le bain de boue d'une douche très chaude. Pointes de feu lombaires et sirop de Gibert après le 13ᵐᵉ bain.

RÉSULTATS. — **Au 13ᵉ bain les douleurs lombaires sont moins accentuées, la marche plus facile ;** Exéat au 26ᵐᵉ bain. Pas de changement notable depuis le 13ᵐᵉ bain, mais l'amélioration persiste.

OBSERVATION VI

M L..., de V..., 39 ans.
A. H. — Nuls.
A. P. — Chancre à 21 ans. Impossible de déceler les accidents secondaires.

Début. — Il y a trois ans. — Douleurs très fréquentes. Actuellement signe de Westphal, signe de Romberg. — Ataxie vésicale. Impuissance génitale.

Traitement — Analogue aux précédents.

RÉSULTATS. — **Marche plus facile**. Le malade a quitté la béquille qu'il portait à gauche et marche avec un bâton — **Peu ou point de douleurs fulgurantes**. Réflexe rotulien toujours aboli.

OBSERVATION VII

M. R..., d'I..., 34 ans.

A. H. — Nuls.

A. P. — Aucune trace de syphilis.

Début. — Troubles ataxiques depuis 2 ans.

Actuellement. — Impossibilité de la marche et de la station debout avec intégrité de la force musculaire. Affaiblissement du bras droit. Signe de Westphal.

Très legères douleurs fulgurantes.

Pas de troubles vésicaux.

Traitements.

T. Antérieurs — Electrisation, Sirop de Gibert, sans résultats.

T. a St-Amand. — Semblable aux précédents.

Exéat le 29 Juillet après vingt-deux jours de traitement.

Le malade peut se tenir debout et marcher aidé d'une domestique. Sa main est plus souple et plus forte.

CONCLUSIONS

Voici donc un total de sept observations prises par nous en deux années consécutives.

Sur ces sept cas, un seul insuccès, mais très net et peut-être encore attribuable à l'énergie trop accentuée du traitement auquel a été soumis le malade : deux douches par jour et pointes de feu en dehors du bain de boue quotidien, dont la durée a atteint quatre heures à partir du dixième jour. (*Observ. II*).

La 1re, la 3e, la 4e observations sont des succès dignes de la plus sérieuse attention.

La 5e, la 6e et la 7e nous montrent des améliorations sensibles.

Ces résultats si favorables sont d'ailleurs obtenus depuis longtemps à St-Amand et M. le Docteur Isnard, ancien médecin-inspecteur de la station, a publié sur ce sujet une brochure intéressante. (1889)

Mais il est un point sur lequel les divers auteurs n'ont pas, à notre avis, suffisamment insisté : c'est le merveilleux effet produit par les boues sur le symptôme le plus pénible du tabes : *les douleurs fulgurantes.* « Notre maître Monsieur le professeur Albert Robin, avait bien voulu attirer notre attention sur ce point. Nous ne pouvons qu'affirmer ses conclusions. » (Dr Leblanc).

L'observation I est un exemple remarquable : disparition au troisième bain, de douleurs fulgurantes très intenses.

Le 4e malade est également guéri de ses douleurs.

Le 5e a été amélioré.

Le 6e également.

Sur 4 cas de douleurs fulgurantes, nous enregistrons, de la sorte, 4 succès.

Il en résulte ceci : il est plutôt admis en thérapeutique thermale, que toute tentative de traitement du tabes, doit s'attaquer à la maladie confirmée et non à son début ; il est d'usage, au moins dans un certain nombre de stations, d'attendre la disparition des douleurs fulgurantes et l'installation définitive et complète des troubles locomoteurs pour instituer une cure hydro-minérale.

Nous protestons, au moins pour St-Amand, contre cette méthode. Plus la maladie sera prise à son début, plus les chances d'améliorations seront sérieuses. D'ailleurs, les douleurs fulgurantes dans l'ataxie, tant redoutées du malade, sont tellement pénibles, et l'impuissance à leur égard, de tous les agents thérapeutiques est si complète, que le traitement par les Boues spécialement dirigé contre elles sera amplement justifié.

Quel est le mode d'action des boues dans l'ataxie ? C'est une question bien complexe et bien difficile que nous n'avons nullement la prétention de résoudre en totalité. Nous demanderons seulement la permission d'émettre sur ce sujet quelques hypothèses :

D'abord, il est très probable que les boues, par la com-

pression idéale qu'elles exercent, par leur action calorifi-
que et la révulsion cutanée qui suit leur application,
atténuent les névrites périphériques que les recherches de
Pilres, Vaillard, Pierret, Westphal et surtout de Madame
Déjerine-Klümpfe ont mises en lumière. Il y a là quelque
chose d'analogue aux bons résultats que l'on obtient, dans
certains cas, par les pointes de feu appliquées sur le trajet des nefs périphériques. (*A. Robin*).

Une seconde hypothèse a trait à la diminution de l'incoordination motrice et elle est également applicable à ce
fait excessivement intéressant : l'atténuation du symptôme
tremblement par l'usage des Bains de Boues (*sclérose en
plaques, chorée, paralysie agitante*).

A St-Amand, et c'est là une particularité toute spéciale
à la station, la médication *Boues* est appliquée en bains
complets dans des cases verticales non fermées par le bas
et du fond desquelles jaillissent les Boues thermales
naturelles.

Le malade flotte donc dans son bain de boue comme un
corps plus léger flotte à la surface d'un liquide ; il s'en-
fonce dans cette masse onctueuse jusqu'à ce que le poids
de la boue déplacée soit égal au poids de son corps ; il
est donc là dans un état d'équilibre instable, soumis à un
mode de *suspension flottante* tout-à-fait spécial et qui n'a
évidemment rien de comparable au mode de pendaison
plus ou moins barbare, si en honneur il y a quelques
années, dans le traitement de l'ataxie. Mais, suspendu de
la sorte, le malade ne fait que des mouvements limités, la
boue oppose, à ces mouvements mal coordonnés et qui
dépassent le but, une résistance molle, et constante qui
les modère, tout en les limitant.

Peut-être se produit-il ainsi, au bout d'un certain temps,
une sédation spéciale des centaes médullaires atteints,
qui, s'ajoutant aux autres effets du bain de boue, amène
comme conséquence finale la *disparition* ou *l'atténuation*
des divers symptômes si pénibles de l'ataxie en tête des-
quels il faut placer les *terribles douleurs fulgurantes,*
c'est une hypothèse, **les résultats seuls sont à enre-
gistrer.**

DISCUSSION

M. le Dr GANDY. (Bagnères-de-Bigorre). — L'auteur a parlé de pointes de feu comme traitement adjuvant. Ce traitement a-t-il été appliqué dans tous les cas ?

M. le Dr THIROUX.— Ce traitement adjuvant a été appliqué dans deux cas seulement ; ce sont ceux de l'observation II *où l'insuccès a été complet* et de l'observation V où l'amélioration constatée au 13me jour, avant l'application des pointes de feu, ne s'est pas accentuée après jusqu'au 26^m bain, date de départ du malade.

M. le Dr FERAS (Luchon). — A quelle température étaient donnés ces bains ?

M. le Dr THIROUX. — A une température de 35 à 38° suivant la susceptiblité cutanée et le nervosisme du malade et pendant une durée variant en général de deux à quatre heures. (Octobre 1896).

Saint-Amand-les-Eaux, Juillet 1898.

Tableau des Maladies

traitées avec succès à l'Établissement Thermal de Saint-Amand

(SUITE)

Maladies des nerfs.— Névrites et névralgies diverses : Névralgie sciatique. — Névralgie lombaire. — Névralgie intercostale. Névrite et paraplégie alcooliques. — Crampes professionnelles. — Contractures des extrémités et névralgies rhumatismales. Hémiplégie et paralysies diverses.

Névroses et maladies à tremblement. — Chorée, Hystérie (Paralysie hystérique). — Paralysie agitante.

Maladie de la Peau et Affections Syphilitiques

Impetigo, Acné.— Pityriasis et Psoriasis.— Eczéma et affections cutanées sèches. — Syphilis héréditaire ou acquise.

Maladies des organes Génito-Urinaires

Maladies utérines présentant des phénomènes sub-inflammatoires à formes anciennes, torpides et asthéniques. — Congestion des organes du petit bassin. Résidus d'hématocèle, périmétrite, métrite parenchymateuse, adhérences de pelvipéritonite et congestions diverses de l'utérus et de ses annexes — chez la femme. — Epididymites, orchites (traumatiques ou infectieuses). Varicocèle, cystite et prostatite chronique, chez l'homme.

B. — TRAITEMENT THERMAL PAR LES EAUX SEULES :
Hydrothérapie. — Inhalations. — Eaux en boisson

Maladies du Nez et de la Gorge

Rhinite chronique et Ozène. —Pharyngite et Laryngite catarrhales à répétition. Pharyngite et laryngite granuleuses, trachéite et bronchite chroniques des arthritiques. — (*Eau sulfureuse de la Source de l'Evêque d'Arras en inhalations. — Source Vauban en boisson*).

Maladies du Tube digestif du Foi, des Reins et de la Vessie

Dyspepsie nerveuse (Neurasthénie). Gastralgie et Entéralgie. Constipation chronique (*Source Vauban*). — Catarrhe de l'estomac et de l'intestin (*Source de l'Evêque d'Arras*).

Engorgement du foie et Lithiase biliaire, surtout quand il y a irritabilité inflammatoire ou autre (*Source Vauban*).

Pyélite et Cystite (*Source de l'Evêque d'Arras*).—Gravelle, Lithiase urinaire surtout pour calculs phosphatiques (*Source Vauban*).

CONDITIONS DE SÉJOUR A L'ÉTABLISSEMENT THERMAL DE ST-AMAND-LES-EAUX :

Chambres depuis **2 fr. 50 à 12 fr.** (Electricité dans toutes les Chambres)
Table 1ʳᵉ série : **8 fr. 50**, trois repas par jour, boisson comprise.
» 2ᵉ série : **7 fr.** — — — —
» 3ᵉ série : **4 fr. 50** — — — —

Du Même Auteur :

Contribution à l'Étude de la Neurasthénie. — Neurasthénie essentielle. — Étude et Traitement. — G. STEINHEIL, Editeur, Paris, 1892.

Contribution à l'Étude des Troubles Chroniques de la Circulation veineuse des Membres inférieurs. — Leur Traitement par les Boues Thermales. — A. MALOINE, Editeur, Paris, 1895,

---

Contribution à l'Étude de la Polyarthrite déformante progressive. — Son Traitement par les Boues Thermales. — A. MALOINE, Editeur, Paris, 1895.

Traitement Thermal de l'Ataxie locomotrice par les Boues Minérales. (Congrès International d'Hydrologie, de Climatologie et de Géologie. — Clermont-Ferrand, 1896). — A. MALOINE, Editeur, Paris, 1898.

Action Physiologique des Bains de Boues Végéto-Minérales Sulfureuses. — Applications Thérapeutiques. — (Congrès International de Médecine.— Moscou, 1897). — A. MALOINE, Editeur, Paris, 1898.

Les Bains de Boues. (Rapport lu au Congrès International d'Hydrologie médicale; de Climatologie et de Géologie de Liège. — A. MALOINE, Editeur, Paris.

De la Cure des Phlébites par les Boues de Saint-Amand. Archives générales d'Hydrologie, *Janvier 1903.*

Traitement de la Polyarthrite déformante progressive (Rhumatisme chronique progressif ; Pseudo-Rhumatisme noueux) par les Boues Thermales de Saint-Amand (Nord). (Archives générales d'Hydrologie, *Février 1904).*

Traitement de l'Ataxie locomotrice par les Boues Thermales. (Archives générales d'Hydrologie, *Mai 1904).*

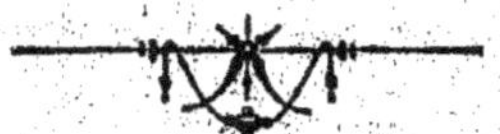